AF476820

QUELQUES RÉFLEXIONS

SUR

LA FIÈVRE TYPHOÏDE.

PAR

F. SEGUY, D. M.

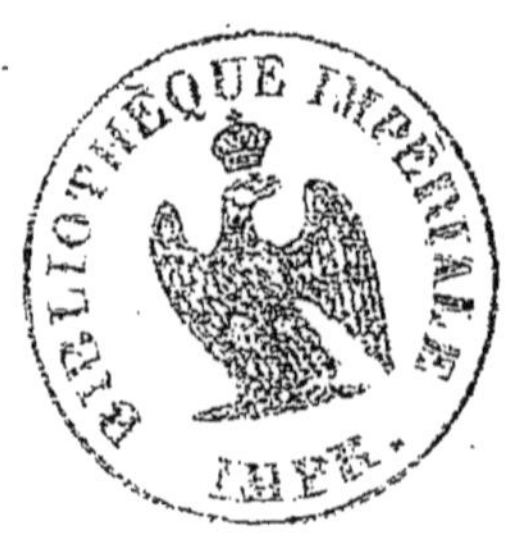

MONTPELLIER,

TYPOGRAPHIE DE PIERRE GROLLIER, RUE DES TONDEURS, 9.

1854.

On s'étonnera de nous voir, quand le mot *fièvre typhoïde* est dans toutes les bouches, nous adresser cette question : Qu'est-ce que la fièvre typhoïde? L'observation nous dit que cet état morbide représente une des formes variées, propres aux affections qui ont été considérées par les anciens comme fièvres essentielles, et auxquelles ils ont eu le bon esprit de donner des noms qui rappellent leur nature.

L'école anatomique leur reproche d'avoir méconnu la fièvre typhoïde ; elle en fait une maladie spéciale. Soit; mais alors pourquoi ces discussions au sein de l'Académie de médecine sur la nature et le traitement de cet état morbide? Pourquoi ce peu d'accord à l'égard de son diagnostic? Il y a peu de jours encore que le docteur Duparcque, prenant part à la discussion qui s'était élevée dans la Société de médecine de Paris, à l'occasion d'une épidémie de fièvres typhoïdes observée dans la capitale, demandait « si, d'après l'école moderne, on ne rapportait pas à la fièvre typhoïde d'autres maladies régnant simultanément sous l'influence de la saison, et qu'on aurait autrefois désignées sous la dénomination de *fièvres nerveuses*, de *fièvres muqueuses* ou *catarrhales* (1). »

Cette question, nous pouvons la reproduire nous-même en présence du nombre considérable de fièvres typhoïdes observées par les uns alors que d'autres en voient si peu. La réponse ne saurait être émise sous la forme du doute. Notre expérience et surtout celle d'hommes dont le nom fait autorité dans la science, nous porte à dire que nos modernes font un abus étrange du mot *fièvre typhoïde*.

Prouvons notre assertion.

---

(1) ***Revue** médic*. Année 1853.

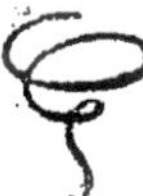

QUELQUES RÉFLEXIONS

SUR

LA FIÈVRE TYPHOÏDE.

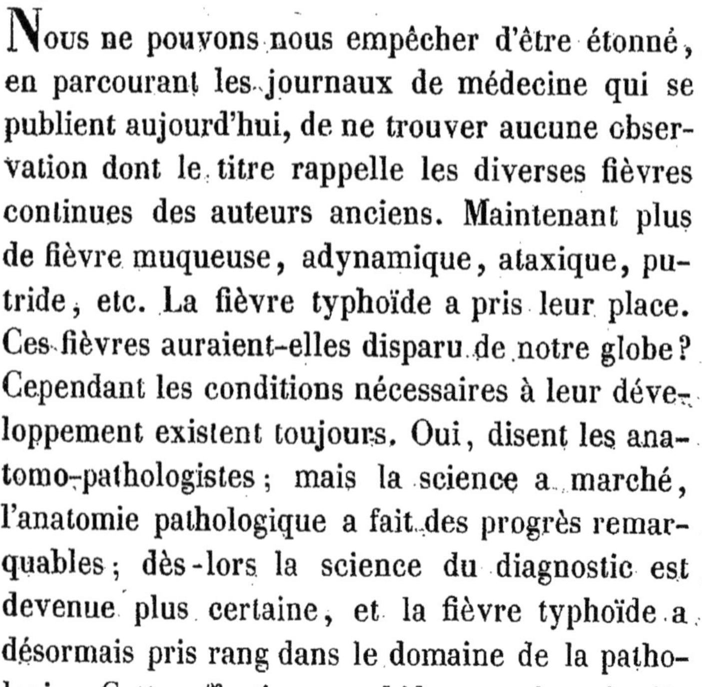

Nous ne pouvons nous empêcher d'être étonné, en parcourant les journaux de médecine qui se publient aujourd'hui, de ne trouver aucune observation dont le titre rappelle les diverses fièvres continues des auteurs anciens. Maintenant plus de fièvre muqueuse, adynamique, ataxique, putride, etc. La fièvre typhoïde a pris leur place. Ces fièvres auraient-elles disparu de notre globe? Cependant les conditions nécessaires à leur développement existent toujours. Oui, disent les anatomo-pathologistes; mais la science a marché, l'anatomie pathologique a fait des progrès remarquables; dès-lors la science du diagnostic est devenue plus certaine, et la fièvre typhoïde a désormais pris rang dans le domaine de la pathologie. Cette affection morbide constitue à elle seule les diverses fièvres continues admises par les auteurs anciens ; celles-ci ne sont que la reproduction des différentes formes sous lesquelles elle peut se manifester.

Une telle opinion est évidemment dictée par l'esprit de système. Au reste, nous ne lui reconnaissons pas le mérite de la nouveauté, car elle se confond avec celle de Broussais.

Pour le professeur du Val-de-Grâce, comme pour Messieurs les typhoïdiens, ainsi que les appelle M. Cayol, il n'existe plus de fièvres essentielles. L'un place la pathogénie de ces affections dans l'inflammation de la muqueuse gastro-intestinale ; MM. Louis, Forget, etc., la rattachent à l'inflammation des glandes de Peyer et de Brunner. La différence de ces deux opinions n'est, on le voit, que dans le siége de la lésion. Aussi est-on en droit de reproduire à l'égard de la fièvre typhoïde les mêmes objections qui ont été faites au sujet de la gastro-entérite, en tant que présentées l'une et l'autre comme causes déterminantes d'affections morbides qui sont évidemment le résultat d'une lésion purement dynamique.

On connaît le sort qu'a subi la doctrine de Broussais ; elle occupe aujourd'hui une place parmi les nombreux systèmes qui se sont succédés en médecine. Une pareille place est vraisemblablement réservée à la doctrine de Messieurs les typhoïdiens.

Broussais, ainsi que MM. Louis, Forget et autres, s'est exagéré l'importance de la lésion anatomique. Il est permis de leur reprocher d'avoir toujours considéré la lésion comme cause de maladie, alors qu'elle n'en est le plus souvent qu'un effet, qu'un symptôme ou un épiphénomène. Cependant, pour être juste, il faut reconnaître que ces auteurs ont rendu de vrais services à la médecine pratique. Ils ont éclairé une partie du problème pathologique afférent aux pyrexies, en mieux précisant la part que prend l'organe à l'affection morbide. On ne met pas en doute aujourd'hui que, dans la plupart des maladies aiguës qui ont eu une certaine durée avant d'amener la mort, on ne trouve à l'autopsie diverses altérations organiques, tout autant de sources d'indications thérapeutiques. Ces altérations intéressent principalement la muqueuse intestinale, et, parmi ces dernières, il en est une qui fait rarement défaut : son siége est à l'extrémité inférieure de l'intestin grêle ; plusieurs la considèrent comme le caractère pathognomonique de la fièvre typhoïde.

D'après M. Louis, la découverte de cette lésion aurait déchiré le voile qui cachait la pathogénie des fièvres graves des auteurs anciens. Voilà où est l'erreur.

Nous observons dans la fièvre typhoïde, comme dans les fièvres graves, des désordres fonctionnels indiquant l'état pathologique de tel ou tel organe, mais surtout des symptômes annonçant une atteinte profonde éprouvée par le système entier des forces de l'économie, tels que stupeur, faiblesse, délire, crocidisme, pétéchies, escarres gangréneuses, etc.

Des symptômes offrant la plus grande analogie avec ces derniers, accompagnent fréquemment les phlegmasies intestinales; mais il faut bien se garder d'attribuer les uns et les autres à une même source, à la lésion de l'intestin; celle-ci ne peut par elle-même produire qu'une simple oppression des forces ou qu'une faiblesse consécutive.

La véritable prostration des forces, considérée avec juste raison par les anciens comme constituant le fond des fièvres graves, et dès-lors celui de la fièvre typhoïde, exige, pour être déterminée, l'action de causes qui attaquent directement les forces de la vie. Voici comment s'exprime M. Andral dans sa *Clinique médicale*: « En admettant que l'entérite simple ou folliculeuse soit le point de départ d'un grand nombre de fièvres, peut-on tout expliquer par elles? Nous ne l'avons jamais pensé, et toujours il nous a semblé que ces fièvres ne deviennent graves qu'à la condition d'un trouble qui survient dans l'innervation et l'hématose. » Un tel aveu dans la bouche de M. Andral, qui fait autorité en anatomie pathologique, ébranle puissamment la doctrine de Messieurs les typhoïdiens.

Qu'ils n'accusent donc pas les anciens d'avoir méconnu la pathogénie de la fièvre typhoïde; qu'ils cessent de leur adresser le reproche d'avoir apporté une grande confusion dans la classe des fièvres! Ce reproche s'applique de préférence à ceux qui ont réduit les diverses fièvres graves à la simple fièvre typhoïde. Ces affections morbides doivent conserver la place que l'École Hippocratique leur a assignée dans le cadre nosologique. Chacune d'elles a son étiologie, sa symptomatologie, son traitement propre.

Ainsi, la fièvre adynamique reconnaît pour cause déterminante tout ce qui est susceptible d'affaiblir directement les forces du système; elle offre dans ses symptômes un défaut d'énergie dans les divers actes de ce même système, et elle puise ses ressources thérapeutiques dans des agents qui ont la propriété de rétablir ces forces.

La fièvre ataxique se présente avec des caractères qui indiquent un désordre vital dans lequel la vie est menacée. Il y a, dit le professeur Lordat, irrégularité dans la succession des symptômes, soubresauts des tendons, pouls spécial, appelé *nerveux*. Il y a des rémissions et des exacerbations, mais elles sont sans ordre; les réactions contre des impressions sont ou excessives ou extrêmement faibles (point de stabilité d'énergie (1).

(1) LORDAT. *Perpétuité de la médecine.*

Ils ont eu une fausse idée de la fièvre ataxique ces auteurs qui l'ont rattachée à une lésion organique appréciable. Récamier s'est bien gardé de confondre entre eux les délires qui peuvent accompagner la pneumonie. Il en est un qu'il considère comme un symptôme lié à l'état ataxique, et contre lequel il préconise le musc. C'est à ce délire que font allusion MM. Trousseau et Pidoux, quand ils disent : « C'est un *subdelirium* avec défaut d'harmonie entre les différents symptômes et prédominance des accidents nerveux, qui sont sans rapport évident avec l'inflammation du poumon. Cet état ataxique s'accroît sous l'influence des antiphlogistiques ou des antimoniaux : la respiration est sans fréquence extraordinaire, la fièvre n'a rien d'excessif; à n'en juger que par l'auscultation la pneumonie est peu grave, et cependant la résistance vitale, défaillante, désordonnée, s'affaisse tout à coup, et le malade meurt. Voilà l'ataxie. »

L'adynamie est une condition favorable au développement de la fièvre ataxique : ce qui explique pourquoi le traitement de la fièvre adynamique réussit souvent dans celle-là. Cependant il suffit que l'observation clinique ait démontré l'existence d'états morbides dont les uns cèdent de préférence aux toniques proprement dits, et les autres aux antispasmodiques, aux diffusibles, pour ne pas confondre ces états entre eux.

L'élément ataxique est dû à des causes qui produisent une action à la fois excitante et débilitante, telles que travaux immodérés de l'esprit, veilles, peines morales, passions, excès dans les plaisirs vénériens, abus des boissons alcooliques, etc. On le voit souvent associé à l'élément adynamique. C'est à leur présence simultanée qu'est due la dénomination de fièvre *ataxo-adynamique* (1).

Le diagnostic de cette affection morbide est souvent entouré de beaucoup de difficultés (2). Ce sont tantôt des symptômes d'excitation, tantôt des symptômes de prostration qui ouvrent la scène pathologique ; dans bien des cas, les symptômes propres à la maladie sont voilés par d'autres qui lui sont étrangers, tels que ceux appartenant à des états locaux qui peuvent se développer pendant son cours.

En présence de symptômes aussi variés, le

---

(1) Nous avons choisi de préférence ces deux affections morbides, parce que les éléments adynamique et ataxique, qui entrent dans leur constitution, font rarement défaut dans la fièvre appelée *typhoïde*.

(2) La lésion vitale, cause essentielle des symptômes adynamiques et ataxiques qu'on observe dans les fièvres graves, donne souvent au facies du malade une expression dans laquelle l'œil exercé du praticien puise un puissant élément de diagnostic.

médecin s'adresse la question suivante : Ai-je à combattre une fièvre adynamique ou ataxique vraie ou fausse? Les désordres fonctionnels fournis par tel ou tel organe qui souffre sont-ils sympathiques ou symptomatiques?

La solution de ce problème exige non-seulement l'observation scrupuleuse des symptômes, mais encore l'appréciation de l'influence qu'ont pu exercer sur la production de la maladie toutes les circonstances qui l'ont précédée. Ici figurent l'âge, le tempérament, la constitution du sujet, ses habitudes, son régime, sa profession, le lieu qu'il habite, la constitution médicale régnante, etc.

Ces puissants éléments de diagnostic sont beaucoup trop négligés aujourd'hui. L'organe souffrant subjugue maintenant l'attention du médecin ; les questions qu'il adresse au malade ont toutes pour objet de s'éclairer à cet égard ; il interroge les diverses cavités, et s'il parvient à saisir le siége du mal, sa thérapeutique se borne à traiter les symptômes, sans tenir compte de la cause qui leur a donné naissance ou qui les entretient. Aussi ne faut-il point s'étonner de voir l'état morbide résister souvent à un pareil traitement et prendre une plus grande intensité. Nombre de maladies n'ont dû être enregistrées sous le nom de *fièvres typhoïdes* que parce que, dans le traitement qu'on leur a opposé, il a été fait un abus des antiphlogistiques et des délayants. Dans ce cas, les forces du système ont été affaiblies, mais d'une manière consécutive : circonstance qui implique nécessairement une différence essentielle entre cette adynamie et celle qui constitue le fond de la fièvre essentielle adynamique ou putride. Cette dernière appelle de rigueur l'emploi des toniques radicaux.

La doctrine des fièvres remonte aux premiers âges de la médecine (1). On a pris pour base de leur classification les affections élémentaires qui entrent dans leur constitution. De là les noms de *fièvre inflammatoire*, *bilieuse*, *muqueuse*, *adynamique*, *ataxique* (2).

Chose digne de remarque et qui fait la force de cette doctrine! c'est que l'École Hippocratique lui a conservé toute sa pureté; elle est parvenue jusqu'à nous sans modification aucune (3). Les études anatomiques, bien loin de l'avoir ébranlée, lui ont prêté leur appui. Sans doute, nous l'avons

---

(1) Toute fièvre qui est le résultat d'une affection morbide spontanée, a été appelée de tous les temps *fièvre essentielle*. (LORDAT, *Perpétuité de la médecine*, p. 200.)

(2) Quant aux fièvres essentielles, elles varient suivant la différence des affections morbides dont elles sont la manifestation. (*Loco citato.*)

(3) Quels que soient les changements introduits dans le langage suivant les théories des divers siècles, ces idées fondamentales sont restées les mêmes depuis longtemps. (*Loco citato.*)

déjà fait observer, grâces à ces études, il nous est permis de mieux apprécier aujourd'hui la part que l'organe prend à l'affection générale, et nous pouvons mieux aussi diriger le traitement.

Trouve-t-on dans l'école anatomo-pathologique uniformité d'opinion à l'égard de la fièvre typhoïde? Consultons ses travaux.

Qu'un sujet offre de la stupeur, qu'il accuse une douleur dans la fosse iliaque droite, qu'on sente sur ce point un peu de gargouillement, qu'on observe des symptômes ataxo-adynamiques, voilà pour cette école une fièvre typhoïde; mais si le sujet vient à succomber, et que, procédant à son autopsie, l'on ne trouve aucune lésion dans l'intestin grêle, cet état morbide n'est plus alors considéré comme une fièvre typhoïde. Singulière manière d'établir un diagnostic!

L'altération des glandes de Peyer et de Brunner passe aux yeux de Messieurs les typhoïdiens pour le caractère pathognomonique de la fiève typhoïde. Il est bon cependant de faire observer que ces Messieurs n'accordent pas tous une égale importance à cette lésion. Pour MM. Louis, Forget, Valleix, la lésion organique a une puissance pathogénétique; pour le docteur Bretonneau, elle est par rapport à la maladie ce qu'est la pustule par rapport à la variole. M. de Larroque attribue la fièvre typhoïde à une altération de la bile. Accumulée dans les premières voies, dit cet auteur, la bile altère la muqueuse intestinale dans les lieux non protégés par les mucosités et là où elle repose le plus longtemps ; en passant dans le torrent circulatoire avec ou sans le détritus des plaies qu'elle occasionne dans l'intestin et le cœcum, elle va déterminer les plus grands désordres dans les appareils organiques. M. Clanny rapporte la maladie à une altération du sang, qui consiste dans la diminution ou plutôt dans la disparition de la quantité d'acide carbonique que ce liquide contient en état de santé. Ces opinions sont essentiellement hypothétiques. On peut facilement les combattre, mais nous nous bornerons à celles de M. Louis et de M. Bretonneau, l'une et l'autre comptant le plus de partisans. D'après M. Louis, la fièvre typhoïde trouve sa raison d'être dans une lésion spéciale de l'intestin grêle.

Pour que cette proposition soit vraie, il faut qu'il soit démontré que la lésion ne fait jamais défaut, qu'elle constitue le phénomène initial qui ouvre la scène morbide, et qu'il existe un rapport constant entre la lésion et les symptômes. Or, si nous consultons les faits cliniques, ils nous apprennent que les symptômes locaux se développent généralement après ou pendant la manifestation du mouvement fébrile. En effet, la plupart des sujets qui sont atteints de cette maladie éprouvent dans le principe des étourdissements, de la céphalalgie ; ils accusent de la faiblesse, le pouls devient fébrile ; cependant rien n'indique encore le travail morbide qui doit avoir lieu sur l'intestin. Les faits cliniques nous apprennent aussi qu'il n'y a pas de corrélation exacte entre la marche, l'intensité des symptômes et celle de l'altération anatomique, puisque, sur des sujets morts au milieu des symptômes les plus graves, on n'a trouvé qu'un léger gonflement des glandes intestinales, et que sur d'autres qui ont succombé dans une période avancée de la maladie, on a observé les altérations pathologiques à tous les degrés de leur développement ; on a vu aussi la maladie exister avec l'absence des altérations, et, de plus, on a pu constater ces mêmes lésions chez des sujets qui avaient été enlevés par toute autre maladie (1).

De pareils arguments nous paraissent assez puissants pour prouver que la fièvre typhoïde ne dépend pas d'une lésion matérielle. En réponse aux cas cités où la lésion fait défaut, M. Louis prétend que c'est une fièvre typhoïde simulée :

---

(1) *Mémorial des hôpitaux du Midi ; Clinique du professeur Caizergues.* Année 1830. (T. II, p. 131.)

Le docteur Andrieu a trouvé la lésion intestinale très-avancée et ayant tous les caractères de la dothinentérite chez des sujets qui n'ont offert, pendant la plus grande partie de la maladie, que des accidents généraux modérés, et qui, par leur nature, éloignaient complétement l'idée de la fièvre typhoïde. (*Gazette médic. de Montp.* Année 1845, p. 102.)

il admet une fièvre typhoïde latente pour expliquer l'existence de la lésion sans l'apparition des symptômes qui l'indiquent. M. Valleix dit qu'il n'est pas convaincu que la lésion n'existe pas, cette dernière pouvant siéger dans le tissu cellulaire sous-muqueux quand les glandes de Peyer et de Brunner ne sont pas affectées. Il suffit de rapporter de telles assertions pour prouver où conduit l'esprit de système. Il est pour nous évident que l'opinion de ces deux auteurs, prêtant à la lésion intestinale une puissance pathogénétique, n'est point exacte.

Examinons maintenant celle du docteur Bretonneau. Cet observateur reconnaît à l'altération qui siége sur l'intestin grêle le véritable caractère d'un exanthème, et, en conséquence, il assimile la fièvre typhoïde à la variole. Il fonde son opinion sur le caractère anatomique de la maladie, sur la marche qu'elle suit, sa prédilection pour tel âge plutôt que pour tel autre, sur son aptitude à n'attaquer qu'une seule fois, et à prendre le caractère contagieux.

Apprécions la valeur de chacun de ces éléments de diagnostic. Les granulations intestinales sont-elles le produit d'un véritable exanthème? Sont-elles, ainsi que le pense M. Bretonneau, des pustules comparables à celles de la variole, ou ne sont-elles qu'un développement exagéré des cryptes muqueux résultant d'une inflammation? Nous sommes très-disposé à partager cette dernière opinion. Nous nous trouvons à cet égard d'accord avec une grave autorité, Pringle. Ces éruptions, dit ce profond observateur, diffèrent des pustules varioleuses en ce qu'elles sont d'une consistance ferme et sansaucune cavité (1). Quant à la marche que suit la fièvre typhoïde, c'est forcer l'analogie que de l'assimiler à celle de la variole. On remarque dans celle-ci, surtout si elle est discrète, des périodes bien tranchées ; les pustules offrent diverses phases qui sont en rapport avec les symptômes fébriles, tandis que, ainsi que nous l'avons fait remarquer, on ne voit pas dans la fièvre typhoïde de véritable corrélation entre les symptômes et le développement des granulations. Au reste, l'affection variolique passe aux yeux du vrai praticien comme une fonction pathologique constituée par une série d'actes synergiques qui ont pour résultat l'élimination d'un principe morbifique. En serait-il de même pour la fièvre typhoïde ? Qui oserait l'affirmer ?

On a voulu trouver un rapprochement entre la fièvre typhoïde et les fièvres éruptives, dans ce fait que l'une et l'autre se manifestent de préférence à tel âge plutôt qu'à tel autre ; l'adolescence est généralement considérée comme l'époque de la vie qui serait la plus favorable à l'invasion de

---

(1) PRINGLE. *Maladies des armées*. 3me édit., p. 221.

la fièvre typhoïde. Mais ce fait n'a pour nous d'autre valeur que celle de nous faire remarquer un rapport entre la fièvre typhoïde et les fièvres graves au point de vue de l'étiologie. On sait que ces sortes d'affections sont très-communes chez l'adolescent.

Quant à la particularité reconnue à la fièvre typhoïde de ne se manifester qu'une seule fois, ce caractère ne nous paraît pas sérieux. Cette observation n'a pu être faite, selon nous, dans des conditions propres à établir une véritable certitude.

On pourrait, au reste, en dire autant à l'égard d'une infinité de maladies aiguës qui ne se sont manifestées qu'une seule fois chez le même individu, parce que les circonstances favorables à leur développement ne se sont plus présentées.

D'ailleurs, les avis sont aujourd'hui partagés touchant l'immunité que la fièvre typhoïde confère à l'économie contre de nouvelles atteintes, et touchant aussi sa préférence pour tel ou tel âge.

On trouve, dans le tome Ier de la *Revue méd.*, an 1853, plusieurs cas de fièvre typhoïde observés chez des vieillards et chez des enfants. Voici ce qu'a écrit dans ce journal M. le docteur Millet, de Tours (notons qu'il est partisan de la contagion) : « Pour le jeune âge, rien de plus terrible, de plus pernicieux que le séjour près des typhoïques ; n'allez pas croire non plus que l'on ne puisse avoir la fièvre typhoïde qu'une seule fois dans sa vie. J'ai par devers moi de nombreux exemples d'individus qui l'ont eue deux fois. Je puis d'autant mieux certifier ce point de doctrine que j'ai donné une première fois des soins à des individus qui, l'année suivante, ont contracté une seconde fois la fièvre typhoïde. »

Enfin, quant à la contagion, faculté que la fièvre typhoïde partagerait en commun avec la variole, nous ne saurions la lui contester, d'autant qu'avec le professeur Caizergues, nous considérons la contagion comme un caractère accidentel et relatif qui, semblable à tout autre élément, peut se joindre à plusieurs maladies habituellement non contagieuses, tandis que cette faculté peut manquer dans celles qui le sont le plus souvent (1). Mais nous nous refusons à reconnaître à la fièvre typhoïde la qualité contagieuse au même degré qu'à la variole.

Après ces considérations, nous nous croyons en droit de dire que l'état morbide, désigné par les modernes sous le nom de *fièvre typhoïde*, n'est ni une maladie réactive, ni une affection éruptive. Qu'est-elle donc? La solution de cette question exige que nous étudiions l'étiologie, la symptomatologie, le traitement, l'anatomie pathologique de cette affection, et que, nous étayant de la méthode inductive, nous appréciions ces divers éléments de

---

(1) CAIZERGUES. (*Rapport sur l'épidémie de grippe*, 1841. Page 24.)

diagnostic mis en rapport les uns avec les autres.

Causes. — Il n'est aucun auteur qui ait pu jusqu'à ce jour signaler telle ou telle cause comme susceptible de produire la fièvre typhoïde. Nous connaissons tout au plus quelques-unes des circonstances qui en favorisent le développement : les travaux excessifs du corps ou de l'esprit, l'abus des plaisirs, les écarts de régime, les peines morales, les habitations mal saines, la mauvaise qualité des aliments, des boissons et de l'air. Nous devons joindre à ces causes le passage d'un climat dans un autre, le séjour au sein des villes très-peuplées pour celui qui a vécu jusqu'alors dans de petites localités. Cette remarque a été faite par tous les observateurs ; mais ici il ne faut pas seulement tenir compte de l'influence exercée sur l'économie par le milieu dans lequel on se trouve transporté, par l'air qu'on y respire, mais bien encore des modifications qui ont été introduites dans les habitudes, la manière de vivre, l'alimentation des sujets. Il faut surtout tenir compte du chagrin éprouvé par certains d'avoir quitté leur pays, leur famille. C'est ce qui explique pourquoi la fièvre typhoïde choisit de préférence ses victimes parmi les jeunes soldats.

L'été et l'automne, époque de l'année où le système abdominal se trouve, d'après les anciens, dans un état de faiblesse relative, sont les saisons les plus favorables à sa manifestation. Enfin, une circonstance qui n'a échappé à aucun observateur, c'est la prédilection de cette affection pour l'adolescence, époque de la vie où les forces du système manifestent, il est vrai, la plus grande activité, mais où elles sont aussi le plus exposées à éprouver des dépenses en sens contraire (1). Il faut ici faire une large part aux passions qui sont propres à cet âge.

Toutes ces causes sont évidemment de nature à agir sur le système entier. Il est difficile d'en remarquer parmi elles une qui soit susceptible de déterminer une action directe ou spéciale sur la muqueuse intestinale.

Symptômes. — Dans le principe, malaise qui se traduit par une céphalalgie plus ou moins intense, occupant, soit la région frontale, soit la région occipitale ; état vertigineux, sentiment de faiblesse et tendance au sommeil ; quelques jours après la maladie se dessine sous la forme d'une fièvre continue rémittente. Elle offre alors divers désordres fonctionnels : souvent symptômes d'ir-

(1) Barthez met au nombre des causes de résolution des forces leurs violentes distractions par des efforts simultanés en divers sens. (*Science de l'homme*, t. II, p. 185.).

ritation cérébrale, quelquefois épistaxis, généralement peu favorable aux malades; dans le plus grand nombre de cas, lésion des fonctions de l'appareil intestinal indiquée par l'anorexie, les nausées, l'état de la langue, l'appétence pour les boissons froides et acides, la sensibilité de l'abdomen principalement à la région iliaque droite, avec gargouillement sur ce point, constipation, souvent diarrhée. Le pouls est fréquent et concentré; la peau a une chaleur âcre, mordicante. Un symptôme constant, c'est la stupeur. Il arrive quelquefois au malade d'éprouver, en se soulevant, des étourdissements, de tomber dans un état de défaillance.

Sous l'influence d'un mouvement critique qui se manifeste sur la peau, la maladie peut, vers le quatorzième jour, perdre de son intensité; l'on remarque parfois, à cette époque, des taches rosées lenticulaires, des sudamina sur l'abdomen et sur la partie antérieure de la poitrine. Mais le plus souvent la maladie poursuit sa marche; elle paraît alors se concentrer sur le système nerveux. Pouls serré, fréquent, soubresauts dans les tendons, face injectée, narines sèches, pulvérulentes, langue recouverte d'un enduit épais blanchâtre, tendant à se sécher, ventre un peu tendu, urines rares, claires, de temps en temps flux diarrhéique, persistance de la stupeur, délire sous diverses formes, tantôt calme, gai ou triste; tantôt violent; mouvements convulsifs, affaiblissement de l'ouïe et des facultés intellectuelles. Le malade répond difficilement ou lentement aux questions qui lui sont adressées; à force de lui demander à montrer la langue, il la sort oubliant souvent de la retirer. Dans certains cas, on le voit plongé dans un assoupissement continuel, d'où il semble se réveiller pour faire entendre des paroles incohérentes. Ajoutons à ces symptômes une tendance marquée à la gangrène. On remarque à la surface des vésicatoires des plaques blanchâtres, et de véritables escarres gangréneuses sur certains points du corps, principalement ceux qui sont soumis à une pression continuelle, comme la région sacrée et trochantérienne. A cette époque la maladie se décide pour la guérison ou pour la mort. On voit, dans le premier cas, les symptômes perdre de leur gravité; la langue s'humecte, se dépouille; le pouls est moins fréquent et moins concentré; la peau se ramollit, on sent une légère moiteur; les urines coulent avec plus de facilité, elles déposent un peu, etc. Dans le cas contraire, on voit les symptômes nerveux dominés par les symptômes adynamiques, face profondément altérée, mouvements convulsifs de plusieurs de ses muscles; pouls fréquent moins résistant, parfois intermittent; état comateux mêlé d'un délire sourd avec mussitation; défaut de sensibilité, abdomen ballonné, urines et selles involontaires, ces dernières, dans certains cas, sanguinolentes ; embarras dans la respiration, râles divers, défaut de sonoréité à la partie postérieure de la poitrine, difficulté et parfois même impossibilité de l'acte de la déglutition. Le mal continuant ses progrès, le malade s'éteint peu à peu ; d'autres fois il succombe au milieu des convulsions, dans un état comme tétanique. Les auteurs citent des cas où des sujets paraissant entrés en convalescence, sont enlevés par une péritonite suraiguë résultant d'une perforation intestinale. Quoiqu'ayant atteint un haut degré de gravité, la fièvre typhoïde n'a pas toujours, fort heureusement, une terminaison fâcheuse, la nature possède des ressources sur lesquelles nous avons appris à compter. Le retour à la santé se produit peu à peu ; il est généralement suivi d'une convalescence longue, durant laquelle on observe un affaiblissement notable des facultés de l'intelligence.

La fièvre typhoïde emprunte aux maladies régnantes, à la constitution du sujet, aux divers états locaux dont il peut être atteint, des symptômes qui altèrent plus ou moins sa physionomie propre. De là la division de M. Chomel et Genest en fièvre typhoïde inflammatoire, muqueuse, bilieuse, nerveuse, adynamique, et celle de M. Litré en fièvre typhoïde abdominale, pectorale et cérébrale. La division de M. Chomel se confond avec celle qui a été établie par les anciens à l'égard des fièvres continues, et qui est essentiellement pratique. Rœderer et Wagler nous apprennent, dans leur *Histoire de l'épidémie de fièvre muqueuse de Gœttingue,* qu'ils ont trouvé sur plusieurs sujets la lésion intestinale qui est indiquée aujourd'hui comme le caractère anatomique de la fièvre typhoïde.

Nous devons à la plume d'un chef de clinique du professeur Caizergues, un compte-rendu de sa clinique, suivi de réflexions fort judicieuses sur la nature et le traitement d'une maladie aiguë observée principalement chez plusieurs militaires de la garnison (1). Quelques années plus tard ce professeur publia lui-même, dans le journal de Delpech (2), plusieurs observations d'une maladie qui, quoique différente quant à la forme, était, quant au fond, la même que la précédente.

M. Louis eût certainement désigné cette maladie sous le nom de *fièvre typhoïde*, M. Caizergues lui a donné celui de *fièvre continue rémittente.* Les considérations dont il a accompagné ces observations ont prêté une nouvelle force à l'opinion qui avait été émise par son élève, et ont fixé désormais le plan de traitement qu'il convient d'opposer à ces sortes d'affections morbides.

---

(1) *Ephémérides méd.*, t. VII, p. 101 et suivantes.

(2) *Mémorial des Hôpitaux du Midi*, t. II, p. 125 et suivantes.

Traitement. — Il est peu d'états morbides dont le traitement ait autant occupé l'esprit de système que la fièvre typhoïde. Divers moyens thérapeutiques, de ce nombre les toniques, les antiphlogistiques, les purgatifs, les chlorures, etc., ont été préconisés, chacun d'une manière exclusive. On a invoqué les chiffres pour appuyer l'efficacité de ces divers moyens, mais les chiffres ne sauraient, dans ce cas, être pour nous une preuve; nous engageons les jeunes médecins à se tenir en garde contre eux; ils peuvent aisément induire en erreur (1).

Persuadons-nous bien que ce n'est pas tel ou tel remède qui guérit, mais bien un concours de moyens que l'on emploie simultanément ou successivement, d'après les actes que la cause de la vie suscite, et d'après l'espèce des affections qu'elle éprouve et qui se succèdent aux diverses périodes de la maladie (2). En conséquence, les divers moyens thérapeutiques que nous voyons indiqués dans les auteurs peuvent trouver leur application dans le traitement de la fièvre typhoïde; mais il s'agit de bien diriger leur emploi, de les administrer chacun en temps opportun. Tel

---

(1) Consulter le *Mémoire sur le calcul des probabilités appliqué à la médecine*, par M. Risueño d'Amador.

(2) Caizergues, *Des systèmes en médecine.*

remède efficace dans une période d'une maladie, peut être nuisible dans une autre. Voilà pourquoi nous croyons que la méthode de Laroque, qui consiste à traiter la fièvre typhoïde par les purgatifs, commande la plus grande réserve. Cette méthode, suivie dans le principe de la maladie, peut contrarier sa marche, et dès lors amener des accidents plus ou moins fâcheux.

La thérapeutique de la fièvre typhoïde doit être déduite de l'exacte et sévère appréciation des divers groupes de symptômes que cette fièvre présente successivement dans sa marche, eu égard aux diverses tendances que peut prendre la nature pour amener la solution de l'état morbide.

L'émétique, précédé ou non d'une application de sangsues à l'épigastre, produit souvent un excellent effet dans le début de la maladie ; il n'est aucun médecin exerçant à Montpellier qui ignore que l'élément bilieux est fréquent en été, saison reconnue comme favorable au développement de la fièvre typhoïde. Mais ce n'est pas seulement dans le but de combattre cet élément que l'émétique et l'ipéca de préférence est administré : on le donne parce que ce médicament a la vertu de porter les mouvements du centre à la circonférence, et de contrarier ainsi les dispositions fâcheuses de l'affection morbide. C'est dans cette intention qu'on a quelquefois recours à la saignée générale. *Fac ut per totum corpus dispergatur morbus*, a dit le Père de la médecine.

Cependant il importe ici de baser l'indication de ces deux moyens thérapeutiques sur la constitution du sujet et la nature des symptômes. La maladie peut être ainsi arrêtée dans sa marche; mais elle la suit le plus souvent. Ce sont alors des symptômes d'excitation générale avec tendances de tel ou tel organe à devenir centre d'un mouvement fluxionnaire qu'on a à combattre. Diète, décoction d'orge, de chiendent, légèrement acidulées, cataplasmes, fomentations émollientes sur l'abdomen, demi-lavements de même nature, cataplasmes de graine de farine de lin aux extrémités inférieures, dans le but de provoquer la détente et de contrarier les mouvements fluxionnaires; application de sangsues *loco dolenti* si la fluxion paraît bornée. Quelque intenses que soient les symptômes d'excitation, la saignée générale doit rarement trouver ici son emploi, l'expérience ayant démontré que l'irritation était plutôt dans les nerfs que dans le système circulatoire, ce qui explique la tendance de la maladie à prendre le caractère adynamique. Il convient dès lors d'user des antiphlogistiques avec parcimonie. Un moyen dont il nous a été donné d'apprécier souvent les bons effets, c'est le camphre uni au nitrate de potasse, donné *fractâ dosi*. La fréquence du pouls, la chaleur âcre de la peau, la rougeur de la langue ne sont point une contre-indication à son emploi ; elle n'a rigoureusement lieu que lorsqu'il existe des symptômes de congestion cérébrale. Nous avons vu, sous l'influence de ce moyen, la langue s'humecter, l'artère se détendre, et une légère moiteur se manifester sur la surface cutanée. Inutile d'ajouter que ce mouvement critique doit être secondé par des boissons chaudes, légérement diaphorétiques. On peut alors employer avec avantage une légère infusion d'ipéca concassé. Ce médicament est surtout indiqué quand on observe des signes d'embarras intestinal avec turgescence inférieure ; c'est dans ce cas que la méthode de Laroque peut trouver son application. *Quò natura vergit eò ducendum est.*

Quand la maladie a atteint cette période où aux symptômes d'éréthisme sanguin se joignent ceux qui appartiennent à l'éréthisme nerveux, on associe aux émollients les antispasmodiques et de légers calmants. Si l'irritation intestinale persiste, on prescrit des demi-lavements, suivant la méthode de Kœmpf, des frictions sur l'abdomen avec l'huile de camomille camphrée et laudanisée. On peut encore avoir recours à l'application de quelques sangsues ; elles sont aussi indiquées aux apophyses mastoïdes, afin de dissiper des symptômes d'excitation cérébrale. Mais tout praticien exercé sait que, soit le délire, soit les mouvements convulsifs, ne se lient pas toujours à un état inflammatoire du système cérébro-spinal ; il sait qu'il est des délires nerveux qui cèdent au musc. Ce moyen thérapeutique trouve fréquemment ici sa place. Enfin, le moment arrive où la principale indication appartient à la prostration des forces ; alors conviennent les analeptiques, les toniques administrés sous toutes les formes, les attractifs irritants, les vésicatoires. Ces derniers moyens, outre la propriété qu'ils ont de combattre les spasmes fixés sur des organes importants, de prévenir ou de dissiper des congestions, ont encore celle de produire un effet excitant propre à ranimer les forces et à les répartir d'une manière plus uniforme. Quand l'adynamie a atteint un certain degré, le quinquina est de tous les toniques celui qui convient le mieux. Nous prêtons une grande puissance thérapeutique à son extrait résineux. Associée au sulfate de quinine, cette préparation est préconisée contre l'élément essentiellement rémittent que nous voyons souvent, à Montpellier, compliquer la fièvre typhoïde.

Une circonstance sur laquelle il nous paraît à propos d'appeler l'attention, c'est la confiance généralement accordée à la médicamentation tonique dans la fièvre typhoïde. Les auteurs citent un nombre considérable de faits relatifs à des sujets qui ont été arrachés à une mort presque certaine par la seule administration des toniques. Il convient de continuer l'usage de ces moyens pendant le premier temps de la convalescence.

Anatomie pathologique. — L'autopsie des sujets qui succombent à la maladie désignée sous le nom de *fièvre typhoïde*, met généralement à découvert des lésions organiques qui rappellent les divers désordres fonctionnels qui se sont montrés pendant le cours de la maladie. Une des plus remarquables, par sa fréquence et par le caractère qu'elle présente, est celle qui réside dans l'intestin grêle et dans les ganglions mésentériques. Cette lésion a la forme d'un exanthème. On remarque des protubérances ou de petites papules molles, rouges, grises ou jaunâtres, de forme sphérique, ressemblant à des grains de millet, plus ou moins nombreuses et plus ou moins rapprochées les unes des autres. Ces granulations s'ulcèrent, et, suivant que l'ulcération s'empare d'elles isolément ou en groupes, on voit çà et là des ulcères ou des plaques. On trouve dans le centre de l'ulcération une matière épaisse, tantôt jaune, tantôt grisâtre et noire. La muqueuse participe plus ou moins à l'altération.

Cette lésion anatomique offre beaucoup de variétés sous le rapport de sa manifestation et de la marche qu'elle suit.

A côté de la lésion intestinale siége celle du mésentère. On trouve les ganglions tantôt hypertrophiés, tantôt ramollis, parfois en pleine suppuration, d'autres fois indurés.

La lésion intestinale a fixé d'une manière toute spéciale l'attention des anatomo-pathologistes. Plusieurs travaux ont été publiés à ce sujet; ils ont eu pour objet de distraire la fièvre typhoïde du cadre des fièvres graves et d'établir son individualité morbide. Ces travaux datent de l'époque où a paru le Mémoire de MM. Petit et Serres. Nous sommes aujourd'hui en droit de demander ce que cette maladie a gagné à recevoir un nouveau titre. Son traitement est-il plus rationnel ou mieux établi? Nous rappellerons, pour toute réponse, les nombreuses discussions qui se sont élevées, au sein de l'Académie de Médecine, sur l'opportunité de tel ou tel traitement à opposer à la fièvre typhoïde. Il est facile de se convaincre que ce sont moins les moyens thérapeutiques qui font défaut qu'une bonne méthode philosophique pour nous diriger dans leur administration.

Les données qui nous ont été fournies par l'étiologie, la symptomatologie, le traitement et l'anatomie pathologique de la fièvre typhoïde, rapprochées et éclairées les unes par les autres, nous amènent à reconnaître que cet état morbide est une maladie *totius substantiæ*.

Nous voyons en lui, avec le professeur Lordat, un ressentiment général de tout le système vivant, ressentiment qui est une affection profonde. Cet état morbide nous offre la plus grande analogie avec les fièvres continues, rémittentes, ou les fièvres graves des auteurs anciens. Comme ces dernières, il puise sa pathogénie dans une lésion essentiellement dynamique. Dans les uns et les autres cas le traitement est dirigé en vue de cette lésion, les symptômes offerts par les états locaux fournissent seulement des indications secondaires, et l'emploi des antiphlogistiques, s'il est jugé nécessaire, impose la plus grande réserve. On peut appliquer à la fièvre typhoïde les sages réflexions de F. Berard à propos du traitement des fièvres graves. « La nature a des moyens de réaction qui nous sont inconnus pour se débarrasser quelquefois de ces maladies ; il faut compter sur elle plus que sur les moyens de l'art et ménager les forces pour ce travail secret (1). »

Nous croyons donc que la maladie désignée sous le nom de *fièvre typhoïde*, doit prendre rang à côté des fièvres continues rémittentes des auteurs anciens. La lésion anatomique, toute digne de remarque qu'elle soit, ne nous paraît pas une raison suffisante pour donner à la maladie une existence séparée (2). En effet, si cette lésion est, comme

---

(1) DUMAS, *mal. chron.*, 2e édit. ; *Applic. de l'anat. à la méd. prat.*, par BÉRARD (p. 589).

(2) Quand les réformateurs modernes n'ont voulu voir dans les fièvres aiguës qu'un traumatisme provenant d'une inflammation locale, ils n'ont pas fait attention

il le paraît, une inflammation des cryptes muqueux, s'il est surtout constant qu'elle a été observée chez des sujets qui avaient succombé à des états morbides autres que la fièvre typhoïde, et si, comme on ne peut le révoquer en doute, elle ne fournit pour le traitement que des indications d'un ordre secondaire, on ne doit dès lors accorder à cette lésion que la valeur d'un symptôme. Telle était au reste l'opinion des anciens, qui, quoi qu'en disent les modernes, n'ont pas méconnu la lésion; mais, la considérant ainsi, ils ne pouvaient pas fonder sur elle l'individualité de la maladie.

Il est à regretter que les modernes n'aient pas imité leur sagesse. Éblouis par cette lésion, ils se sont attribué l'honneur de la découverte de la maladie, l'ont décrite sous un nom nouveau, et, par une fâcheuse conséquence, l'on a vu tomber dans l'oubli des écrits qui, quoique d'une date reculée, renferment des documents précieux pour le jeune médecin appelé à traiter la maladie désignée sous le nom de *fièvre typhoïde*.

---

que, même dans cette hypothèse, il leur resterait à rendre raison de ce mode spécial morbide surajouté à la simple réaction. (Lordat, *loc. cit.*, p. 210.)

FIN.

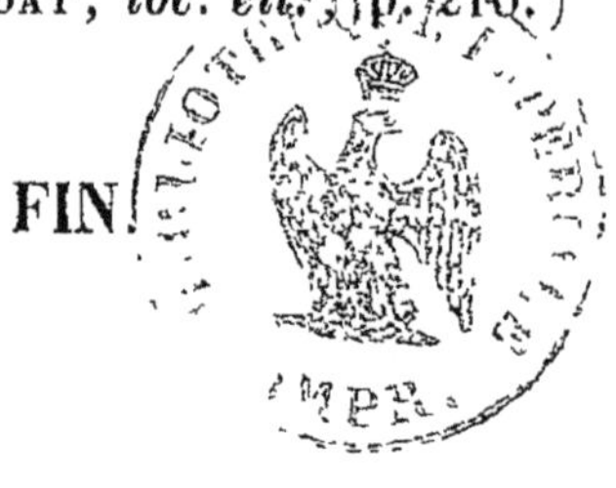

www.ingramcontent.com/pod-product-compliance
Ingram Content Group UK Ltd.
Pitfield, Milton Keynes, MK11 3LW, UK
UKHW020221200726
13856UKWH00004B/1536

9 782012 467460